DOCTEUR PAUL DE MONTI-ROSSI

MÉDECIN DE LA MARINE
CROIX DE GUERRE

La Ténotomie du Psoas iliaque par la Voie inguino-crurale interne para-vasculaire

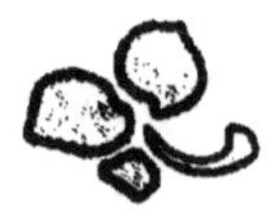

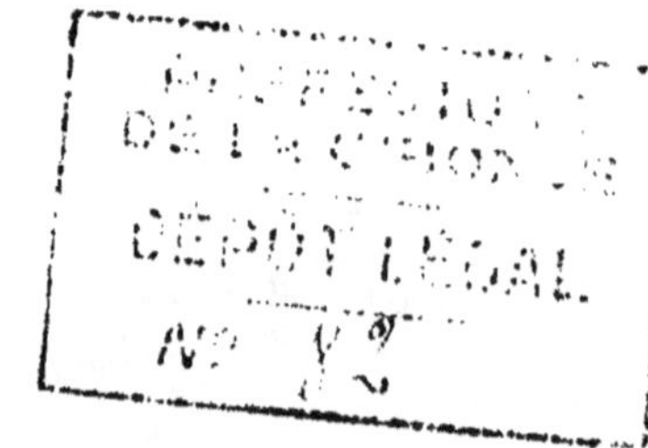

BORDEAUX

IMPRIMERIE SAMIE FILS FRÈRES

48, Rue du Pas-Saint-Georges, 48

1922

DOCTEUR PAUL DE MONTI-ROSSI
MÉDECIN DE LA MARINE
CROIX DE GUERRE

La Ténotomie du Psoas iliaque par la Voie inguino-crurale interne para-vasculaire

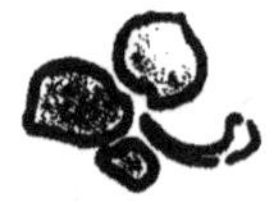

BORDEAUX
IMPRIMERIE SAMIE FILS FRÈRES
48, Rue du Pas-Saint-Georges, 48
1922

A LA MEMOIRE DE MON ONCLE REGRETTE
LE DOCTEUR MICHEL DE MONTI-ROSSI

———

A MON PERE ET A MA MERE

> Faible témoignage de mon inaltérable
> affection et de ma plus vive reconnais-
> sance pour leur tendresse infinie.

———

A MES FRERES

———

A MA BELLE-SŒUR

———

MEIS ET AMICIS

A MONSIEUR LE DOCTEUR BELLOT

MÉDECIN GÉNÉRAL DE 1re CLASSE DE LA MARINE
DIRECTEUR DE L'ÉCOLE PRINCIPALE DU SERVICE DE SANTÉ
DE LA MARINE ET DES COLONIES
COMMANDEUR DE LA LÉGION D'HONNEUR
OFFICIER DE L'INSTRUCTION PUBLIQUE

A MONSIEUR LE DOCTEUR AUREGAN

MÉDECIN EN CHEF DE 2e CLASSE DE LA MARINE
SOUS-DIRECTEUR DE L'ÉCOLE PRINCIPALE DU SERVICE DE SANTÉ
DE LA MARINE ET DES COLONIES
CHEVALIER DE LA LÉGION D'HONNEUR

Témoignage de reconnaissance pour
l'intérêt et la bienveillance qu'il nous a
toujours montrés.

A MES MAITRES DE LA FACULTE ET DE LA MARINE

A MONSIEUR LE DOCTEUR MURATET

PROFESSEUR AGRÉGÉ A LA FACULTÉ DE MÉDECINE DE BORDEAUX
CHEF DES TRAVAUX PRATIQUES D'ANATOMIE PATHOLOGIQUE
CHEVALIER DE LA LÉGION D'HONNEUR
OFFICIER DE L'INSTRUCTION PUBLIQUE

A MONSIEUR LE DOCTEUR NEGRETTI

MÉDECIN GÉNÉRAL DE 2ᵉ CLASSE DE LA MARINE

DIRECTEUR DU SERVICE DE SANTÉ DU 1ᵉʳ ARRONDISSEMENT MARITIME

OFFICIER DE LA LEGION D'HONNEUR

Hommage de respectueuse gratitude
pour la bonté qu'il a eue pour nous.

A MONSIEUR LE DOCTEUR CHARLES LASSERRE

INTERNE DES HOPITAUX
PROSECTEUR A LA FACULTÉ DE MÉDECINE DE BORDEAUX

Faible témoignage de ma plus vive gratitude pour ses conseils toujours donnés avec la plus grande bienveillance et son aide si précieuse au cours de l'élaboration de notre thèse.

La Ténotomie du psoas iliaque
par voie inguino-crurale interne
para-vasculaire

INTRODUCTION

Le traitement post-opératoire de la luxation congénitale de la hanche chez des sujets âgés, comporte souvent la correction de la lordose haute. M. le Professeur Denucé, rapportant très justement cette lordose à la rétraction du tendon du psoas iliaque, a depuis longtemps proposé pour y remédier, la manœuvre suivante : « Enfant couché sur le dos; le tronc demeurant horizontal, l'enfant fléchit les jambes sur les cuisses, puis celles-ci sur le bassin et continue les mouvements de flexion jusqu'à ce que les genoux viennent toucher la figure. Il se produit dans ce mouvement une cyphose de la colonne lombaire et en même temps les insertions du psoas s'étant éloignées l'une de l'autre, le muscle est allongé. »

Certains cas rebelles à tout traitement orthopédique non sanglant réclament une action plus directe. M. le Professeur Denucé avait depuis longtemps préconisé et appliqué la ténotomie du psoas. Il se trouvait assez satisfait des résultats, mais peu satisfait de la voie d'accès classique qu'il avait primitivement adoptée.

C'est dans ces conditions, qu'après avoir chargé son interne, le Docteur Lasserre, de trouver un acheminement plus facile. Il nous a prié de faire quelques recherches anatomiques, pour compléter l'étude de la voie d'accès nouvelle qu'il a publiée.

Les recherches ont été poursuivies à l'Institut d'anatomie et nous ont permis de préciser certains détails, tels que la hauteur d'origine de l'artère circonflexe interne, son mode d'émergence, la distance minima qui la sépare du petit trochanter et ses rapports de contiguïté avec le tendon du psoas iliaque.

Ainsi précisée, cette artère nous apparaît maintenant, non comme un danger, mais comme un repère permettant de sectionner le tendon en toute sécurité. La voie qui a été adoptée par nous est la voie inguino-crurale interne para-vasculaire.

* * *

Nos recherches bibliographiques sont, malgré nos efforts, restées peu fructueuses, les traités français et étrangers concernant les ténotomies restant silencieux sur la ténotomie du psoas. Seuls les travaux d'ensemble concernant les voies d'accès sur la hanche, nous ont appris les détails de procédés quelquefois utilisés. Il s'agit, en effet, le plus souvent, d'un cheminement antérieur ou surtout antéro-externe pour l'arthrotomie et la résection de la hanche. Ce même procédé permettrait d'aborder le psoas après avoir ouvert sa gaine; nous discuterons quelle est sa valeur.

E. Jones (de Los-Angelés) signale qu'il a pratiqué la ténotomie du psoas iliaque, des adducteurs et du tenseur du fascia-lata dans un cas de luxation paralytique irréductible de la hanche. Il aurait pratiqué cette ténotomie avant de reconstituer la cavité cotyloïde; mais il ne donne aucune précision sur la voie d'accès qu'il aurait utilisée.

Ayant à corriger une lordose consécutive à une luxation congénitale double de la hanche opérée, M. le Professeur Denucé, après échec des traitements orthopédiques non sanglants, a décidé une opération sanglante et autorisé la mise en pratique de la voie fémorale antéro-interne para-vasculaire préalablement étudiée et souvent répétée sur le cadavre. La ténotomie a été simple; l'intervention s'est passée sans incident; les résultats, bien que récents, nous paraissent devoir donner toute satisfaction.

Nous apportons par ce travail l'exposé des données anatomiques de la technique chirurgicale employée et de l'observation originale. L'ordre que nous suivrons est le suivant :

CHAPITRE PREMIER

Les Voies d'accès sur le tendon du psoas iliaque

Les voies d'accès classiques

Nous nous adresserons d'abord aux procédés de résection de la hanche par voie antérieure. Etant donnés les rapports du muscle psoas iliaque et de la capsule articulaire, il est facile de concevoir qu'aborder le muscle psoas iliaque tout au moins dans une partie de son trajet, comporte les mêmes temps opératoires qu'attaquer l'articulation en avant.

Coupant en travers les muscles et méconnaissant la notion essentielle qui invite le chirurgien à chercher les rayons inter-musculaires ou inter-fasciculaires praticables, se classent quelques procédés maintenant oubliés.

L'incision antérieure de Roser suit exactement la ligne du col fémoral; elle ménage le nerf crural qui est récliné en dedans et sectionne couturier, droit antérieur et tenseur du fascia-lata.

Vidal de Cassis fait une simple incision dans la direction du col.

O. Simon complète l'incision antérieure de Roser par un débridement vertical descendant de l'arcade crurale en dehors du nerf crural.

Schillbach s'arrête au bord externe du couturier et coude son incision sur une longueur de 4 centimètres, en une branche ascendante faisant avec la première un angle à sinus supérieur de 160°.

Ce sont là méthodes anciennes, qui font place à des voies moins mutilantes, guidées par la préoccupation de conserver la puissance musculaire. Traverser les failles inter-musculaires, utiliser les plans de clivage, ont comme corollaire la possibilité d'une reconstitution anatomique.

1° Voie de Schède-Lücke :

On commence l'incision un peu au-dessous de l'épine iliaque antérieure et supérieure et on la conduit tout droit en bas. La peau étant incisée, on découvre le bord interne du muscle couturier et du droit antérieur. Puis, pénétrant dans l'interstice musculaire, on arrive sur le bord externe du psoas iliaque. On peut alors facilement, en faisant un peu fléchir la cuisse et la mettant dans l'abduction et la rotation externe, faire écarter en dehors des muscles, les muscles droit antérieur et couturier, tandis qu'on écarte en dedans le psoas iliaque.

La capsule est ouverte sans qu'un seul faisceau musculaire ait été sacrifié.

2° Voie de Hueter :

Cet auteur place l'incision longitudinale antérieure sur le bord externe du couturier et du droit antérieur. Il arrive à enlever, dit Farabeuf, par cette voie, la tête, le col fémoral et le grand trochanter, si les circonstances l'exigent. Cette voie nous apparaît difficilement praticable pour la découverte et la ténotomie du psoas.

Presque tous les opérateurs ont laissé tomber en désuétude les incisions antérieures ou antéro-externes; même anatomiquement conduites, elles sont dangereuses par la proximité des paquets vasculo-nerveux importants de la région. Les risques d'hémorragie ne sont pas les seuls à redouter. La nécessité de contre-incision postérieure de drainage a fait, en effet, prévaloir les incisions externes et postérieures qui permettent le drainage parfait dans les résections et ménagent le surtout musculeux ligamenteux indispensable à la reconstitution articulaire.

3° Happel et Walzberg ont préconisé l'incision de Hueter pour la ténotomie du psoas. Celle-ci est faite sur le bord externe du couturier, à dix centimètres de l'épine iliaque antérieure et supérieure et se dirige sur la face antérieure de la cuisse dans la direction du petit trochanter. Ces auteurs ont ténotomisé avec succès le psoas par cette voie.

4° Voies postérieures (Anzoletti) :

Cet auteur fait une incision de huit centimètres, partant du petit trochanter (?) et suivant la direction des faisceaux du grand fessier. En glissant le doigt dans la plaie il atteint, entre le grand adducteur et le carré crural, le petit trochanter recouvert par les fibres tendineuses du psoas.

L'exposé seul de ces deux dernières techniques suffit à la critique. Le manque de précision, la difficulté de l'accès par des voies aussi détournées, sont raisons suffisantes pour éliminer de pareils procédés.

---◆---

CHAPITRE II

La Voie inguino-crurale interne
para-vasculaire

1° Données anatomiques

Le tendon du psoas iliaque.

Il nous a paru nécessaire pour mener à bien toute tentative de ténotomie du psoas iliaque, de préciser la systématisation du tendon et d'étudier ses rapports.

Formé par la réunion de deux chefs musculaires, l'un naissant dans la fosse iliaque interne et l'autre, d'origine dorso-lombaire, le psoas iliaque nous intéresse plus particulièrement par ce dernier, naissant en effet sur les parties latérales du corps de la douzième vertèbre dorsale, des cinq vertèbres lombaires et de leurs disques inter-vertébraux; d'autre part, prenant des insertions sur les apophyses costiformes des vertèbres lombaires, les fibres charnues du psoas descendent obliquement vers le bas et se jettent sur un tendon à insertion trochantinienne.

La rétraction de ce chef musculaire se produit dans certains cas de luxation congénitale double, chez les sujets âgés : La conséquence de ce raccourcissement global est une lordose lombaire dont la correction semble exiger, dans les cas graves, une action directe.

Le tendon apparaît assez haut dans l'intérieur du muscle et sur son bord postéro-interne, viennent se jeter les fibres semi-penniformes du psoas.

Obliquement dirigé vers le bas et vers le dehors, il subit une réflexion au niveau du bord antérieur de l'os iliaque, et, contournant l'articulation, s'insère au sommet du petit trochanter. Le tendon systématiquement étudié, nous apparaît sous la forme d'une bande nacrée, à environ 50 m/m du petit trochanter; il y a donc là une portion bien différenciée, donc éminemment accessible pour la ténotomie et l'on entrevoit déjà les difficultés qu'il y aura à l'aborder par la voie externe. Du côté interne du tendon nous avons souvent remarqué que certaines fibres du muscle s'individualisent pour se jeter sur lui un peu plus bas, à environ 30 m/m du petit trochanter.

Les fibres en éventail du muscle iliaque se jettent en grande partie sur le tendon du psoas depuis l'arcade crurale jusqu'à une distance de 50 m/m du petit trochanter. Le plus grand nombre d'entre elles nous ont paru cependant se différencier. Ainsi que l'observe Poirier, contrairement à l'opinion de Theile, nous avons vu dans nos préparations, ces fibres se jeter sur un tendon propre, facilement clivable du tendon du psoas auquel il paraît dès l'abord adhérent.

La dissection du muscle iliaque, nous a, d'autre part, montré au niveau de son bord postéro-externe, quelques fibres naissant au-dessous de l'épine iliaque antérieure et inférieure, au voisinage du tendon direct du droit antérieur. Ces fibres désignées sous le nom de muscle petit iliaque de Testut, d'ilio-capsulo trochantinien, dont l'étude a été reprise dans la thèse de Peyrot, adhèrent à la face antérieure de l'articulation et s'insèrent directement sur le fémur au niveau de la fossette sous-trochantinienne.

Le tendon du muscle psoas iliaque nous apparait donc ainsi systématisé : en dedans et en avant, le tendon du psoas apparaît accessible sur une hauteur d'environ 5 centimètres. Il est large de 15 m/m sur les sujets adultes, épais de 4 à 5 m/m et s'insère au niveau du bord supérieur du petit trochanter; ces fibres nacrées se perdent insensiblement sur la surface osseuse. Sous ce premier tendon, souvent indépendant de lui, apparaît le tendon du muscle iliaque, moins accessible, mi-partie tendineux, mi-partie musculaire (au niveau de son bord externe). Plus profondément se disposent les fibres ilio-capsulo trochantiniennes. Il y a donc superposition de dedans en dehors et d'avant en arrière, d'un groupe de trois tendons dont le plus important est celui du psoas.

La dissection permet d'isoler facilement ce groupe tendineux. Elle est facilitée par l'attitude du membre inférieur en flexion rotation externe qui relâche le tendon. Les rapports de contiguïté avec l'articulation de la hanche et en particulier avec les fibres obliques du ligament de Bertin, laisseraient prévoir un risque d'effraction possible au cours de la ténotomie; en réalité la capsule est particulièrement renforcée à ce niveau et le clivage du tendon facile.

Les rapports du tendon du psoas iliaque.

LE MUSCLE PECTINÉ. — Au niveau de ses insertions trochantiniennes, le tendon du psoas iliaque présente des rapports immédiats qu'il est inutile de préciser. Dans la voie que nous avons en effet adoptée, le muscle pectiné est récliné vers le bas; retraçons donc son trajet et ses insertions.

Ce muscle quadrilatère naît d'un plan superficiel de fibres, sur la crête pectinéale, sur la face pubienne du ligament de Cooper et d'un plan profond de fibres qui s'insère au niveau de la lèvre antérieure de la gouttière sous-pubienne. Les fibres se portent de là en bas et en arrière, orientées d'une telle façon que, présentant d'abord une face antérieure et une face postérieure, elles subissent un mouvement de torsion, la face antérieure devenant externe et la face postérieure interne. Ce corps musculaire se jette sur un tendon court, qui s'insère sur la branche de trifurcation moyenne de la ligne âpre, immédiatement au-dessous du petit trochanter.

Pectiné et psoas, constituant un dièdre où coulent les vaisseaux fémoraux, présentent des rapports de contiguïté; vers le haut ils sont séparés par une distance d'environ 10 m/m, puis au-dessous de l'arcade crurale, le muscle psoas iliaque disparaît derrière le bord supéro-externe du pectiné, plus antérieur, et plonge profondément sous ce couvercle pectinéal. On entrevoit déjà la possibilité de cliver l'interstice psoas pectiné et d'aborder de cette façon le tendon du psoas et le petit trochanter.

Les vaisseaux circonflexes internes ou postérieurs. — La dissection nous a amené à préciser les rapports du tendon du psoas avec les vaisseaux circonflexes internes. Ceux-ci, en effet, semblent au premier abord constituer un danger dans la ténotomie du psoas, par la profondeur à laquelle ils se trouvent, par la ligature à poser au cas de leur blessure opératoire.

Les recherches poursuivies à l'Institut d'anatomie par le Docteur Lasserre et par nous, ont porté sur 30 sujets environ et ont permis de préciser la hauteur d'émergence de l'artère circonflexe interne, son mode d'émergence, la distance minima qui la sépare du petit trochanter. Le danger primitif qu'on avait envisagé a fait place à une notion nouvelle; c'est que l'artère constitue un repère permettant de sectionner le tendon en toute sécurité. Nous verrons plus loin, du reste, que la ténotomie chez le vivant est parfois troublée par la présence d'un tissu cicatriciel qui est la conséquence des traumatismes opératoires dont l'articulation était le siège. Ces traumatismes sont difficilement évités dans les réductions chez les sujets âgés, bien que toute réduction, suivant les principes du Professeur Denucé, doive constituer une manœuvre de douceur.

Le tissu cicatriciel trouble les rapports psoas iliaque pectiné et ne permet pas d'apercevoir d'emblée le tendon du psoas; l'artère circonflexe postérieure forme autour du tendon une crosse facilement repérable, qui guide la ténotomie ultérieure.

L'artère circonflexe ou interne, se détache en général de la fémorale profonde, à une distance de 45 m/m de l'arcade crurale. Elle descend dès lors verticalement, puis perfore bientôt la gaine des vaisseaux et chemine droit vers le bas et vers l'arrière, se recourbant en crosse autour du col fémoral. Elle disparaît en arrière au-dessus des adducteurs, pour se diviser à la face postérieure de la cuisse au niveau du carré crural. Cette artère nous a paru présenter un diamètre d'environ 3 m/m; elle donnait dans la plupart de nos préparations, 3 centimètres après son émergence, un rameau destiné au muscle pectiné sur lequel se branche un filet vasculaire se dirigeant vers l'arcade crurale. Sous le muscle pectiné, l'artère C. I. donne une branche d'anastomose très importante pour l'artère obturatrice. Dans tout ce trajet, elle contourne le tendon du muscle psoas iliaque. Celui-ci est donc entouré par une *crosse vasculaire* qui passe à une distance moyenne d'environ 30 m/m du sommet du petit trochanter.

Il existe donc entre la crosse de l'artère C. I. et le sommet du petit trochanter, un espace libre au niveau duquel pourra porter sans danger la ténotomie.

Les variations d'origine de l'artère C. I.

Nous nous sommes demandés si les variations d'origine de l'artère C. I. pouvaient avoir une influence sur les rapports que celle-ci présente normalement avec les tendons du psoas iliaque.

Reprenant la statistique d'ensemble donnée par SRB, nous avons recherché sur les sujets du pavillon d'anatomie, le siège de la bifurcation de l'artère fémorale primitive en fémorale superficielle et fémorale profonde, la distance qui sépare cette bifurcation de l'arcade crurale et le mode d'émergence de l'artère circonflexe interne ou postérieure.

Sujet I. — A. F. C. (1) donne A. F. S. et A. F. P. à 30 m/m de l'arcade crurale.

A. F. P. donne C. I. à 8 m/m de son émergence.

Distance minima qui sépare C. I. du petit trochanter, 40 m/m.

Sujet II. — A. F. C. donne A. F. S. et A. F. P. à 30 m/ de l'arcade.

A. F. P. donne C. I. à son émergence.

(1) Abréviations : A. F. C. = artère fémorale commune.
A. F. P. = artère fémorale profonde.
A. F. S. = artère fémorale superficielle.
C. I. = artère circonflexe interne ou postérieure.

Distance minima du petit trochanter de C I., 50 m/m.

Sujet III. — A. F. C. donne A. F. S. et A. F. P. à 35 m/m de l'arcade crurale.

A. F. P. donne C. I. à son émergence.

C. I. présente un trajet sensiblement horizontal à son origine, puis s'incline et plonge pour contourner le tendon du psoas à 30 m/m du petit trochanter; puis elle passe dans l'interstice obturateur interne du grand adducteur et chemine dès lors à la face postérieure de la cuisse.

Sujet IV. — A. F. C. donne A. F. P. et A. F. S. à 40 m/m de l'arcade.

A. F. P. donne C. I. à son émergence; celle-ci contourne le psoas à une distance minima de 30 m/m du petit trochanter. Le petit trochanter est assez accessible, bien qu'il y ait antéversion du col fémoral.

Sujet V. — A. F. C. donne A. F. P. et A. F. S. à 30 m/m de l'arcade.

A. F. P. donne C. I. à 20 m/m de son origine; celle-ci file obliquement en dedans et vers l'arrière; distance minima du petit trochanter, 26 m/m.

Sujet VI. — A. F. C. donne A. F. P. à 36 m/m de l'arcade.

A. F. P. donne C. I. à 9 m/m de son émergence; distance minima du petit trochanter, 46 m/m.

Sujet VII. — A. F. C. donne A. F. P. à 36 m/m de l'arcade.

A. F. P. donne C. I. à 5 m/m de son émergence; distance minima de C. I. petit trochanter, 40 m/m.

Sujet VIII. — A. F. C. donne A. F. P. à 37 m/m de l'arcade.

A. F. P. donne C. I. à 20 m/m de son émergence; distance minima de C. I. petit trochanter, 30 m/m.

Sujet IX. — A. F. C. donne A. F. P. à 36 m/m de l'arcade.

A. F. P. donne C. I. à 10 m/m de son émergence; distance minima de C. I. petit trochanter, 30 m/m.

Sujet X. — A. F. C. donne A. F. P. à 30 m/m de l'arcade.

A. F. P. donne C. I. à son émergence; distance minima de C. I. petit trochanter, 40 m/m.

Sujet XI. — A. F. C. donne A. F. P. à 44 m/m de l'arcade.

A. F. P. donne C. I. à son émergence; distance minima de C. I. petit trochanter, 30 m/m.

Sujet XII. — A. F. C. donne A. F. P. à 50 m/m de l'arcade.

A. F. P. donne C. I. à son émergence; distance minima C. I. petit trochanter, 40 m/m.

Sujet XIII. — A. F. C. donne A. F. P. à 5 m/m de l'arcade; l'artère circonflexe est une branche de la fémorale primitive, elle naît à 23 m/m de l'arcade; distance minima C. I. petit trochanter, 50 m/m.

Sujet XIV. — A. F. C. donne A. F. P. à 30 m/m de l'arcade.

A. F. P. donne C. I. à 8 m/m de son émergence; distance minima C. I. petit trochanter, 30 m/m.

Sujet XV. — A. F. C. donne A. F. P. à 45 m/m de l'arcade.

A. F. P. donne C. I. à 50 m/m de son émergence; distance minima C. I. petit trochanter, 18 m/m.

Sujet XVI. — A. F. C. donne A. F. P. à 37 m/m de l'arcade.

A. F. P. donne C. I. à 6 m/m de son émergence; distance minima C. I. petit trochanter, 30 m/m.

Sujet XVII. — A. F. C. donne A. F. P. à 50 m/m de l'arcade; l'artère circonflexe interne naît de la fémorale primitive à 48 m/m de l'arcade; distance minima C. I. petit trochanter, 55 m/m.

Sujet XVIII. — A. F. C. donne A. F. P. à 57 m/m de l'arcade; l'artère circonflexe interne est une branche de l'artère fémorale primitive et naît à 37 m/m de l'arcade; distance minima C. I. petit trochanter, 20 m/m.

Sujet XIX. — A. F. C. donne A. F. P. à 37 m/m.

A. F. P. donne C. I. à 3 m/m de son émergence; distance minima C. I. petit trochanter, 35 m/m.

Sujet XX. — A. F. C. donne A. F. P. à 62 m/m de l'arcade.

A. F. P. donne C. I. à 8 m/m de son émergence; distance minima C. I. petit trochanter, 40 m/m.

Sujet XXI. — A. F. C. donne A. F. P. à 40 m/m de l'arcade.

A. F. P. donne C. I. à son émergence; distance minima C. I. petit trochanter, 40 m/m.

21 dissections nous ont montré dix-huit fois l'artère circonflexe interne naissant de la fémorale profonde. Dans trois cas, la

circonflexe interne naissait de la fémorale primitive, celle-ci se
bifurquant tardivement en fémorale superficielle et fémorale profonde.

Dans tous les cas, l'artère circonflexe interne passait à une
distance minima d'environ 30 m/m du petit trochanter, et lais-
sait par conséquent le champ libre à l'exploration du tendon, à
son décollement et à sa ténotomie. Ces recherches concordent
avec l'opinion de SRB qui admet comme normale l'origine de
l'artère circonflexe postérieure dans la fémorale profonde, mais
ne considère pas comme exceptionnelle sa naissance de l'artère
fémorale primitive. Dans l'un et dans l'autre cas, les variations
d'origine ne modifient pas sensiblement les rapports de l'artère
C. I. avec le tendon du psoas.

Accompagnant l'artère circonflexe interne et se disposant de
part et d'autre du vaisseau, se trouvent deux veines circonflexes
internes. Artères et veines sont entourées de tissu cellulaire et
nettement séparées des filets du nerf musculo-cutané interne destiné à l'innervation du pectiné, du moyen adducteur et de la peau
de la cuisse. Le pédicule circonflexe interne nous amène à parler
de la gaine des vaisseaux fémoraux et de son contenu. Cheminant
dans la dièdre psoas iliaque pectiné, elle présente des rapports
de contiguïté avec celui-là. Cependant l'aponévrose d'enveloppe
du muscle pectiné à laquelle elle est cimentée, permet assez facilement de la récliner.

Topographie d'ensemble.

Une incision pratiquée en dedans de la gaine des vaisseaux
fémoraux et verticalement dirigée vers le bas, sur une longueur
de 15 centimètres, nous montre au-dessus de l'aponévrose d'enveloppe du membre la veine saphène interne. Celle-ci reçoit fré-
quemment une veine saphène antérieure, puis deux veines hon-
teuses externes et disparaît sous le plan cellulo-ganglionnaire
pour passer au travers du fascia cribriformis densifié en un ligament falciforme dans l'Allan Burns.

L'aponévrose d'enveloppe étant incisée en dedans de la veine, nous trouvons les fibres obliques du pectiné qui, à la façon du tendon huméral du grand dorsal, se tordent vers leur insertion fémorale. Le bord externe du pectiné nous apparaît ourlé par une artériole issue de C. I. L'aponévrose du muscle réclinée a entraîné avec elle la gaine des vaisseaux : cette manœuvre est la clé de la ténotomie par voie inguino-crurale interne.

Entre la gaine des vaisseaux et le pectiné, fortement récliné vers le dedans et vers le bas, nous avons un cheminement relativement facile et avasculaire vers le tendon du psoas. A l'angle supérieur de la fente que les écarteurs ont judicieusement ouverte, apparaissent les vaisseaux circonflexes internes, puis, sous leur crosse, le tendon du psoas. Celui-ci reçoit son contingent de fibres iliaques, dont les plus externes sont souvent isolés en un nouveau tendon.

Une coupe de la région (à la base du triangle de Scarpa) pratiquée parallèlement à l'arcade crurale, éclaire la voie d'accès. Elle montre que la gaine des vaisseaux est cimentée aux aponévroses du voisinage, en particulier à celle du pectiné, dont le décollement l'entraîne nécessairement vers le dehors.

2° La voie d'accès inguino-crurale interne para-vasculaire
(LASSERRE)

L'incision commence un peu au-dessous de l'arcade crurale, à 25 m/m en dedans des vaisseaux, et se poursuit verticalement au niveau de la face interne de la cuisse, sur une longueur de 10 centimètres.

La lèvre interne de la plaie disséquée, découvre la veine saphène interne (1ᵉʳ repère) et les pédicules honteux externes; ceux-ci sont successivement liés.

Parallèlement à la veine saphène interne, à quelques millimètres en dedans d'elle, inciser l'aponévrose d'enveloppe des muscles pectiné et moyen adducteur, dans les limites de l'incision cutanée.

De haut en bas, le muscle pectiné (2ᵉ repère) est décollé, puis judicieusement écarté vers le bas, tandis que la veine saphène interne, la gaine des vaisseaux et son contenu, sont soulevés par un écarteur mousse et réclinés.

Dans l'aire losangique inter-pectinéo-vasculaire apparaît profondément le tendon du muscle psoas iliaque, cravaté à 3 centimètres du petit trochanter par la crosse des vaisseaux circonflexes internes (3e repère). Le tendon est dénudé au ras de ses insertions fémorales, chargé sur un crochet de deux rangs de dents et sectionné au ténotome, tandis que la cuisse est mise en flexion légère et rotation externe.

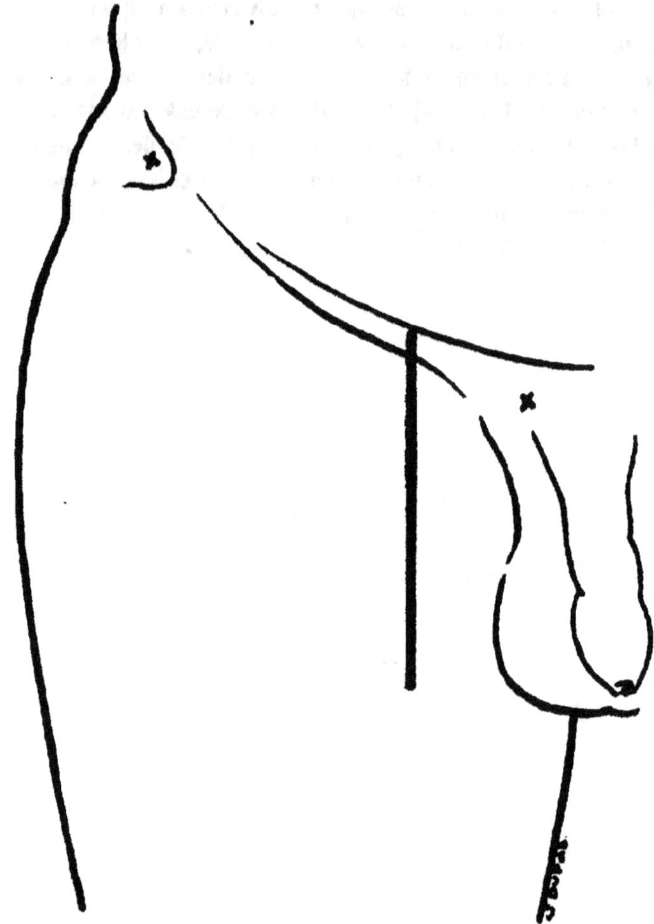

I. — *La voie d'accès fémorale antéro-interne para-vasculaire (LASSERRE).* — *L'incision commence un peu au-dessous de l'arcade crurale, à 25 m/m en dedans des vaisseaux et se poursuit verticalement au niveau de la face antéro-interne de la cuisse sur une longueur de 10 centimètres.*

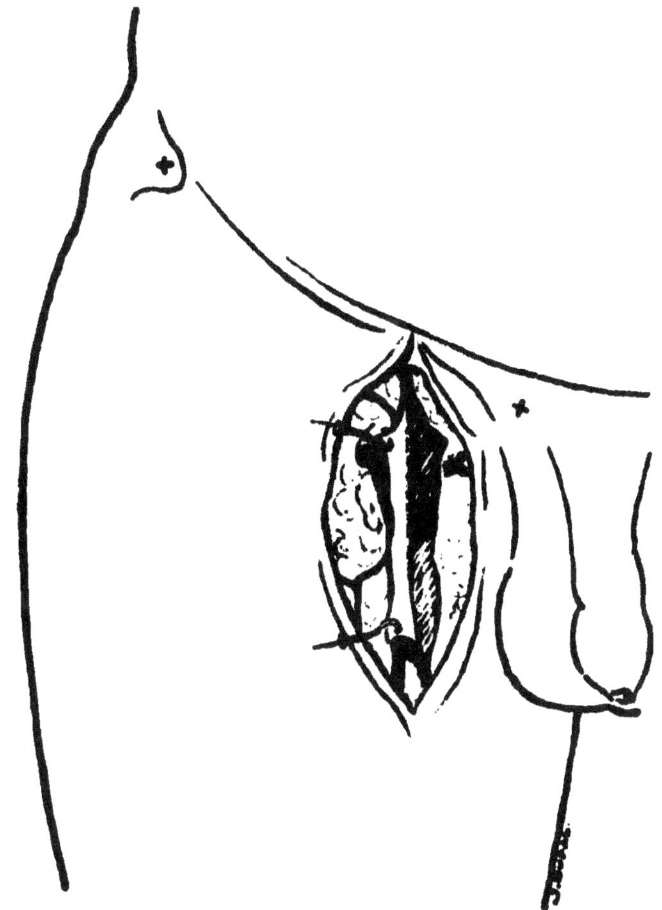

II. — *La lèvre interne de la plaie disséquée découvre la veine saphène interne; parallèlement à la veine, à quelques millimètres en dedans d'elle on incise l'aponévrose d'enveloppe dans les limites de l'incision cutanée.*

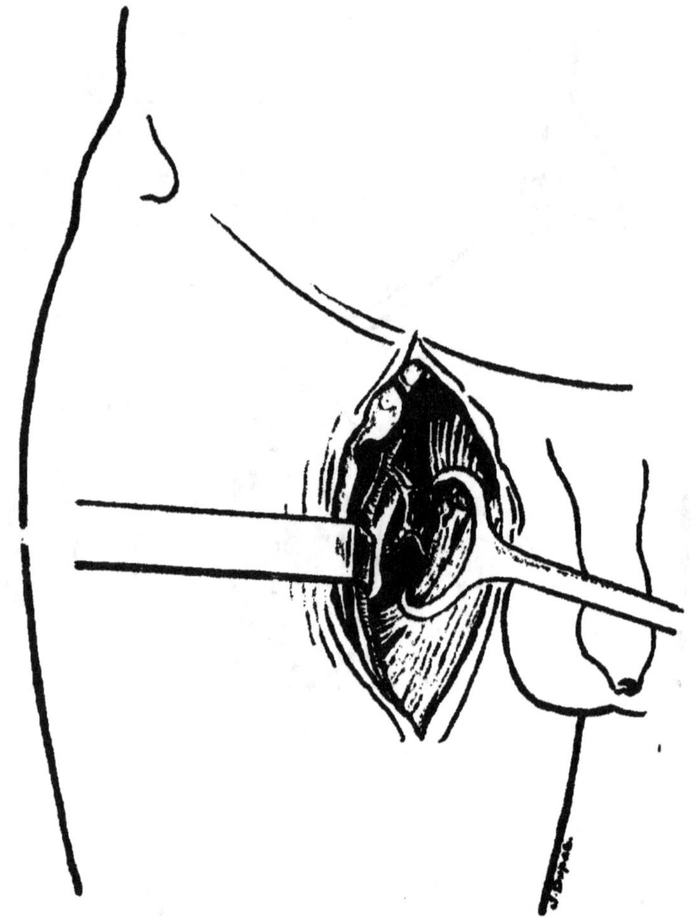

III. — *De haut en bas le muscle pectiné est décollé, puis écarté vers le bas, tandis que la veine saphène interne, la gaine des vaisseaux, son contenu, sont soulevés par un écarteur mousse et réclinés. Dans l'aire losangique inter-pectinéo-vasculaire apparaît le tendon du muscle psoas iliaque cravaté par les vaisseaux circonflexes internes.*

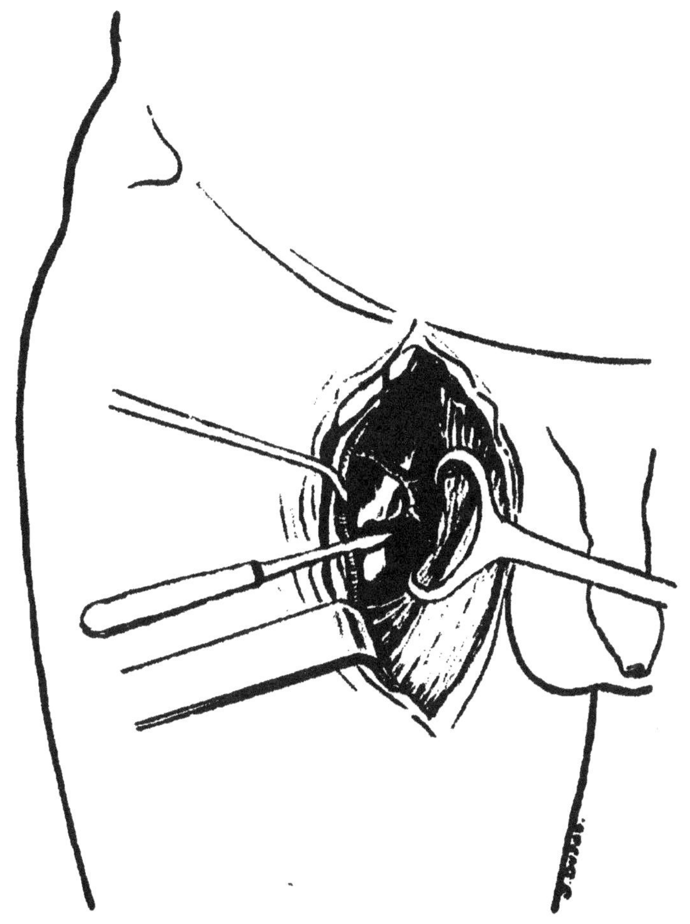

IV. — *Le tendon est dénudé, chargé sur un crochet et sectionné au ténotome.*

CHAPITRE III

Valeur comparative des voies d'accès

Deux voies d'accès nous sont offertes pour aborder le muscle psoas iliaque. La première classique, est la voie inguino-crurale externe, qui avait été préconisée par Vidal, Roser et surtout appliquée à l'accès vers l'articulation de la hanche. Précisée par Schede — ainsi que nous l'avons déjà exposé au début — elle passait, suivant la technique de ces auteurs, au niveau du bord antérieur du couturier. Hueter avait porté l'incision au côté externe du couturier et du droit antérieur.

Une dissection de la région fémorale antéro-externe nous permet de comprendre les difficultés qu'il y a à aborder le psoas par la voie externe et les dangers que l'on doit y rencontrer.

Le plan musculaire superficiel de la région est constitué par le couturier; celui-ci doit être récliné soit vers le dehors (Schede), soit vers le dedans (Hueter) : le muscle est décollé facilement de son aponévrose. Au-dessous de lui et en dehors apparaît le tendon du droit antérieur; celui-ci s'aplatit et s'étale sur le muscle et une large aponévrose d'insertion; sur le bord interne de ce tendon apparaissent les fibres du psoas iliaque.

Recouvert du fascia-iliaca, reposant sur le muscle, se disperse sous l'arcade de Fallope, le nerf crural (1er danger) dont les filets divergents sont une gêne pour l'ouverture large de la gaine.

Cette gaine ouverte nous conduit sur les fibres du muscle iliaque mais ne nous permet pas d'aborder le tendon du psoas iliaque plus interne et plus profond.

L'angle inférieur de la plaie est bridé transversalement par un carrefour vasculo-nerveux (2ᵉ danger), l'artère circonflexe antérieure ou externe, l'artère du quadriceps qui, nées séparément de la fémorale profonde, nées parfois d'un tronc commun, sont accompagnées de veines volumineuses, créent à ce niveau une zone dangereuse et limitent, en tous cas, la voie que, sans elle, on pourrait élargir.

Cette voie d'arthrotomie et de résection de la hanche, utilisée par des auteurs nombreux, est un procédé difficile, ainsi que l'écrit Farabeuf, nécessitant le débridement large de la capsule et la flexion de la cuisse, suivie d'abduction et de rotation externe. Elle serait plus facile sur le vivant, en tout cas nécessite pour le drainage une contr'ouverture postérieure.

Certains chirurgiens pourtant, la recommandent pour la ponction de la hanche et les injections modificatrices intra-articulaires (Calot); utilisée comme voie d'accès vers le psoas, elle ne nous paraît applicable que dans le drainage des collections suppurées de la loge de ce muscle.

La voie interne para-vasculaire est au contraire d'une parfaite innocuité; elle exige deux ligatures (pédicules honteux externes supérieur et inférieur), parfois une troisième ligature posée sur une branche de l'artère circonflexe interne qui irrigue le pectiné et l'aborde par son bord supéro-externe. Une objection pourrait nous être faite, c'est la proximité de la veine fémorale. En réalité la voie inter-pectinéo-vasculaire permet un clivage facile au cours duquel la veine fémorale ne doit même pas être aperçue.

La dissection du bord supéro-externe du pectiné et l'ouverture du losange pectinéo-vasculaire nous amène dans une zone exsangue, au fond de laquelle on aperçoit le tendon recherché.

Une assez grande difficulté nous apparaît déjà, c'est celle qui est inhérente à une orientation pathologique du col fémoral, nous verrons en effet plus tard que dans l'affection au cours de laquelle on est appelé à intervenir, c'est-à-dire la luxation congénitale de la hanche, l'antéversion du col fémoral peut modifier sensiblement les rapports du tendon, le petit trochanter étant situé sur un plan plus postérieur que celui qu'il occupe normalement. En cette occurrence, les vaisseaux circonflexes postérieurs constituent un repère toujours apparent; d'autre part, il nous sera facile de reconnaitre le petit trochanter et de dégager au-dessus de lui le tendon recherché.

De cet exposé rapide découle la conclusion suivante : Utile dans l'ouverture des collections de la loge du psoas, la voie fémorale antéro-externe cède le pas, pour la ténotomie, à la voie interne beaucoup plus directe.

Indications de la ténotomie

Les recherches anatomiques que nous avons poursuivies ont eu comme idée directrice, la correction de la lordose observée chez les luxés congénitaux âgés, même après la réduction. La persistance ou l'aggravation de cette lordose crée une véritable infirmité que nous nous sommes attachés à combattre, sinon toujours à guérir.

Loin de nous attarder à la description classique du luxé congénital double de la hanche, nous aurons surtout en vue les modifications du bassin et de la colonne vertébrale.

Si on examine l'aspect extérieur de ces malades, on observe une ensellure de la colonne lombaire, plus ou moins marquée : celle-ci s'accuse dans la marche et dans les cas simples apparaît comme conséquence d'une antéversion du bassin. Les têtes fémorales luxées plus ou moins haut dans les fosses iliaques, modifient la statique du tronc et des membres inférieurs, le bassin bascule autour de l'axe passant par les deux têtes fémorales luxées; la colonne vertébrale subit fatalement la répercussion de la lésion et dans son segment lombaire s'incline pour rétablir l'équilibre, il s'agit là d'une *lordose statique* que le décubitus horizontal corrige intégralement.

Mais l'observation de certains sujets nous rend compte de la disposition suivante : Alors que le bassin est peu incliné, la colonne vertébrale se creuse cependant dans la région dorso-lombaire. La lordose n'est donc pas toujours un trouble statique, elle est due à des causes d'un autre ordre que nous allons préciser.

La physiologie du muscle psoas iliaque nous apprend que ce muscle présente une action différente suivant que son appui est fémoral ou vertébral. Le point fixe étant la colonne vertébrale, la contraction du muscle a comme résultat la flexion de la cuisse et sa rotation externe; si le point fixe est trochantinien, le muscle incline en avant la colonne vertébrale.

Une tête fémorale luxée dans la fosse iliaque entraîne nécessairement avec elle l'insertion trochantinienne du psoas. On comprend dès lors qu'un muscle réfléchi à angle droit sur le chevalet que constitue le bord antérieur de l'os iliaque puisse attirer dans ces conditions ses insertions vertébrales et produire la lordose.

Cette opinion qui concerne presque exclusivement des luxations observées chez des sujets âgés, a été émise par Dupuytren dans son livre sur la luxation congénitale et reprise par Jobard dans sa thèse (Bordeaux 1912). Des arguments anatomo-pathologiques plaident en sa faveur. Dans le livre de Dupuytren on peut en effet remarquer un bassin sur lequel le psoas iliaque tendu, a imprimé une trace profonde. Nous avons recueilli, d'autre part, une observation de Prouvost (thèse de Guerlain, page 222) : il s'agit d'une luxation congénitale double de la hanche chez une femme âgée; l'examen nécropsique du bassin montrait des altérations très importantes parmi lesquelles un sillon très accusé produit par le psoas iliaque.

Il y a donc à côté de la *lordose statique* (lordose basse de Gourdon) une *lordose dynamique* d'origine musculo-tendineuse (lordose haute de Gourdon). Peut-on cliniquement les différencier ? Alors que la lordose statique se corrige dans le décubitus horizontal, la lordose dynamique persiste dans la même attitude. On a facilement raison de la première après la réduction; la seconde, au contraire, persiste, s'exagère et doit faire l'objet d'un traitement spécial.

Le sujet âgé sortant de l'appareil plâtré présente des raideurs qui rendent décevant le traitement post-opératoire : difficultés inhérentes à la hauteur primitive de la luxation, au traumatisme opératoire, aux rétractions musculo-ligamenteuses. Mais l'on peut en venir à bout par la mobilisation, le massage et les applications chaudes, telles qu'ils ont été réglés à la clinique du Professeur Denucé. Beaucoup plus difficile nous apparaît la correction de la lordose due à la rétraction du psoas. M. le Professeur Denucé conseille la manœuvre suivante (1) :

« Enfant couché sur le dos, le tronc demeurant horizontal, l'enfant fléchit les jambes sur les cuisses, les cuisses sur le bassin et continue ce mouvement de flexion jusqu'à ce que les genoux viennent toucher la figure; il se produit dans ce mouvement une cyphose de la colonne lombaire et en même temps les insertions du psoas s'étant éloignées l'une de l'autre, le muscle est allongé.»

Nous pensons que cette manœuvre qui a fait ses preuves et est depuis de longues années employée à la clinique orthopédique, pourrait être de la façon suivante, encore mieux adaptée à la rétraction du psoas :

Enfant couché sur le dos, flexion simultanée des jambes sur les cuisses et des cuisses sur le bassin, jusqu'à correction complète de la lordose. Cette correction étant obtenue, l'un des membres est maintenu en flexion tandis que l'autre est progressivement ramené en extension. La même manœuvre est répétée alternativement pour chaque côté. On a donc de la sorte réalisé la correction de la lordose et allongé chaque psoas sur le chevalet iliaque correspondant.

Quand le redressement est obtenu au bout d'un certain nombre de séances, le malade doit porter un corset fait sur le moulage de l'hypercorrection.

Ce traitement réclame la patience de la famille et la résignation du malade; c'est dans ses impossibilités ou ses échecs que nous devons puiser les indications de la méthode sanglante; l'observation qui va suivre réalisait une indication formelle.

(1) Paris. Thèse de Bordeaux, 1919, page 121.

OBSERVATION (Inédite)

Luxation congénitale double chez une fillette de 9 ans 1/2. Ténotomie double du droit antérieur et du couturier. Ténotomie du psoas iliaque droit.

Alice Guichemerre, salle 9, lit 6. Entrée le 24 novembre 1920 pour luxation congénitale bilatérale de la hanche.

A son entrée : marche très pénible, genoux collés, cuisses en adduction. Le genou droit chevauche le gauche. Lordose très prononcée.

28 novembre 1920 : Mise en extension : 3 kilos pendant la première semaine, 5 kilos pendant la seconde, 8 kilos pendant la troisième.

5 janvier 1921 : Réduction sous chloroforme après myorrexis énergique avec bruit plus marqué à droite. Appareil plâtré en Werndors. A la radio : les deux têtes sont en place.

Avril 1921 : On enlève le plâtre. Radio : les têtes sont en bonne position. Anteversion droite.

Traitement : Chauffage, tractions progressives, cuissards, bains salés, mobilité active, mouvements des fessiers.

Etat actuel, 24 mai 1921 : Cliniquement : côté droit, tête en place en antéposition légère sous les vaisseaux; côté gauche, bons résultats moins parfaits que du côté droit; examen des mouvements : encore très limités.

15 juin 1921 : A la suite du traitement post-opératoire, amélioration sensible. Assouplissement, progrès notable dans les mouvements d'adduction.

8 juillet 1921 : Bons résultats obtenus grâce au traitement post-opératoire. Cependant raideur musculaire; l'enfant marche appuyés sur deux bâtons.

4 octobre 1921 : Les têtes fémorales paraissent en place sous les vaisseaux. Cependant à gauche, léger empiètement sur le bord supérieur du cotyle. Radio pratiquée.

L'étude des mouvements nous montre une abduction normale, mais une extension difficile. Cette limitation entraine dès que l'enfant se tient debout, une lordose très accusée. Dès qu'on veut ramener les fémurs en extension, on sent se tendre les muscles insérés à l'épine iliaque antérieure et supérieure et à l'épine iliaque antérieure et inférieure.

Intervention sous anesthésie générale : incision parallèle au tendon du droit antérieur des deux côtés; longueur, 10 cm. Allongement myoplastique du droit antérieur à gauche. Ténectomie du tissu fibreux et des aponévroses des tendons. Mise en place d'un appareil plâtré. Durée de l'appareil, 12 jours.

Légère amélioration après la première intervention.

Indications opératoires fournies par l'examen clinique :

1° *Dans l'attitude couchée :* On remarque une flexion persistant malgré ténotomie et ténectomie du droit antérieur et du couturier. Limitation nette de l'abduction.

2° *Dans la station debout* persiste une lordose très accusée. Les mouvements de gymnastique orthopédique appliqués à sa correction sont restés sans résultats appréciables.

Une intervention est décidée.

Protocole opératoire : 12 décembre 1921. Anesthésie générale à l'éther. Incision d'environ 8 cm. commençant en dedans des vaisseaux fémoraux et descendant sur la face antérieure de la cuisse. La veine saphène interne est difficile à repérer. Cependant on la découvre après dissection dans le tissu cellulo-adipeux et l'on voit sa crosse se perdant dans la masse cellulo-ganglionnaire. Sur le bord interne de la veine l'aponévrose est incisée, mais le clivage des plans anatomiques paraît déjà difficile; les interventions antérieures ont eu comme conséquence la production d'un tissu cicatriciel particulièrement densifié du côté de la gaine des vaisseaux fémoraux et du côté des adducteurs où il a été déterminé par le myorrexis énergique exigé par la réduction. Cependant le pectiné est repéré au niveau de son bord supéro-antéro-externe et en dedans on aperçoit, grâce à l'éclairage frontal, les vaisseaux circonflexes postérieurs cheminant verticalement vers le bas.

Le doigt introduit dans la cavité inter-pectinéo-vasculaire va à la recherche du petit trochanter dont la saillie est évidemment plus difficile à repérer que chez l'adulte. Cependant après quelques recherches, elle est nettement perçue ainsi que le tendon du psoas qui s'insère à son niveau.

Les fibres de ce tendon n'ont plus leur aspect nacré, mais semblent transformées en un tissu d'apparence cicatriciel; on les dégage par leur bord supéro-externe et l'on introduit entre elles et la capsule articulaire un crochet mousse sur lequel le tendon est sectionné.

Cette section tendineuse ne produit pas la sensation que l'on aurait en sectionnant un tendon d'Achille rétracté. Il n'y a pas de chûte du membre et la correction, appréciable après l'intervention, ne s'obtient qu'après un redressement approprié.

Reconstitution anatomique des plans; suture complète sur drainage profond aux crins.

Suites opératoires immédiates. Les suites ont été simples. Quelques jours après un léger suintement s'est produit au niveau de la plaie, qui a rapidement cédé. La cicatrisation a été obtenue en trois semaines environ.

Le 27 décembre, à la suite des premiers essais de mobilisation, l'enfant présente une élévation thermique sans que localement il y ait des raisons sérieuses qui l'expliquent.

Actuellement, 19 janvier 1922 : Bon état général. Localement, du côté opéré, on a la sensation à l'examen clinique, que l'articulation est souple et que les mouvements d'extension du membre sur le bassin ont une amplitude certainement plus grande qu'avant l'intervention. L'enfant commence à marcher. On ne peut encore parler de résultats définitifs.

De cette observation se dégage l'enseignement suivant : il est certaines lordoses qui par la gravité de l'infirmité qu'elles entraînent, nécessitent une intervention sanglante.

Dans le cas présent, le psoas iliaque droit a été ténotomisé par voie inguino-crurale interne para-vasculaire; l'intervention a été simple et sans incident; les suites opératoires normales et tout donne à penser que le résultat sera celui qu'on attendait.

La voie d'accès inguino-crurale interne étudiée en vue de la ténotomie, nous paraît devoir être une voie d'accès facile vers le petit trochanter; à l'occasion nous saurons l'utiliser.

CONCLUSIONS

A côté de la lordose statique ou de compensation observée dans les luxations congénitales doubles, il existe une lordose dynamique due à la tension du muscle psoas iliaque.

Certains cas de lordose dynamique rebelles à tout traitement orthopédique non sanglant, réclament une action directe : celle de la ténotomie du psoas iliaque.

1° Nos recherches anatomiques nous ont permis de préciser certains détails concernant la systématisation du tendon du psoas iliaque et ses rapports avec l'artère circonflexe interne.

2° Les voies d'accès classiques sur le tendon, nous paraissent difficiles et dangereuses.

3° Nous leur préférons la voie inguino-crurale interne para-vasculaire (Lasserre).

Passant entre le pectiné et la gaine des vaisseaux, elle permet par clivage anatomique un accès direct sur le tendon du psoas iliaque et sur le petit trochanter.

BIBLIOGRAPHIE

ANZOLETTI. — De la ténotomie du psoas iliaque. *Zent Chirurg. und Mechan, Orthop,* Januar 1909.

DENUCÉ et Charles Lassus. — La ténotomie du psoas iliaque par voie inguino-crurale interne para-vasculaire. B. M. de la Société de chirurgie de Paris, janvier 1922.

FARABEUF. — Précis de manuel opératoire, 4ᵉ édition, page 919.

GOURDON. — Congrès de chirurgie 1908. Le traitement de la luxation congénitale de la hanche chez les sujets âgés. Rapport officiel au Congrès international de médecine de Budapest, 1910.

GUERLAIN. — De la luxation congénitale de la hanche chez l'adulte. Thèse de Paris, 1896.

HAPPEL et WALZBERG. — Ténotomie du psoas iliaque sur la petite tubérosité du fémur. *Méd. Wochens Münch..* nᵒ 41, 1908.

JOBARD. — La luxation congénitale de la hanche. Son traitement chez les sujets âgés. Thèse de Bordeaux, 1912, nᵒ 60.

E. JONES (Los Angelès). — Le traitement opératoire des luxations paralytiques irréductibles de la hanche. *The Journal of orthopedic.* Sergery, 1920. Tome II, nᵒ 4, p. 183-195.

MONOD et VANVETS. — Technique opératoire, 1902, tome I, page 238, fig. 275.

OLLIER. — Traité des résections, 1891, tome III, page 27.

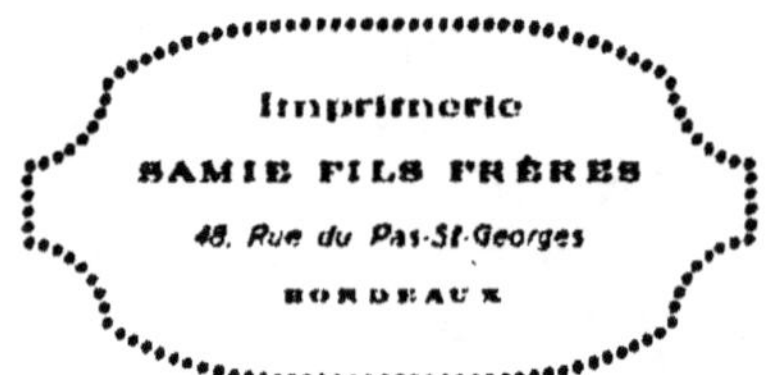
Imprimerie
SAMIE FILS FRÈRES
48, Rue du Pas-St-Georges
BORDEAUX

www.ingramcontent.com/pod-product-compliance
Lightning Source LLC
LaVergne TN
LVHW020557060726
842525LV00004B/1483